頭が良くなる IQパズル 100

編纂：大人のパズル研究会
監修：上智大学理工学部教授
　　　田中昌司

はじめに

　私たち人間は、知覚、判断、想像、記憶、コミュニケーションなど、日常生活のあらゆる場面で「脳」の認知機能を使っています。

　子供のころに知能検査を受けて、IQ が高い、低い、などと気になった方もいるでしょう。この IQ というのは、テストで測ることができる「脳」の認知機能のスコアです。「100」が標準、それより高ければ優れているとみなします。

　ただし、IQ は生涯一定のものではなくて、学習や経験によって変化します。これは、よい学習・よい経験によって「脳」が活性化するからだと一般的に考えられています。つまり、「脳」は、使えば使うほど活性化し、反対に、使わなければそのぶん衰えてしまうのです。

　本書「頭が良くなるIQパズル100」は、「脳」の活性化に有効な、言語、思考、推理、数学、直感、論理と多様なジャンルのパズルで構成されています。すぐには解けない問題もあるかもしれませんが、楽しんで解いていくうちに、より「脳」を活性化させることができるはずです。

　バランス良く磨いた「脳」は、記憶力の向上やボケ防止などに役立つことでしょう。人間ひとりにはひとつしかない、かけがえのない「脳」です。大切に磨いて、よりよく生きることにつなげましょう。

上智大学　理工学部教授　田中昌司

頭が良くなる IQパズル100

目次

第1章 推理力　9

【マトリクスパズル】マス目の法則を推理する……11

【サークルパズル】円の法則を見破る……17

【図形の法則パズル】図形の変化を推理する……25

【数と文字の法則】並んだ数字や文字から法則を見破る……33

【暗号パズル】図形に変換された数字は何?……41

第2章 言語力　47

【くるたん】くるりと読んで単語をみつける……49

【漢字バラバラパズル】組み合わせて熟語を作成……57

【ワードミックス】複数の単語を完成させる……65

【同じ部首】同じ部首をつけて熟語を作る……73

【慣用句】同じ漢字を当てはめる……81

第3章 思考力　87

【配線パズル】交わらないように線でつなげる……89

【砂時計パズル】2つの砂時計で時間を計る……97

【日本地図パズル】形から場所を探る……103

【展開図パズル】頭の中で組み立てる……109

【天秤パズル】重い順に並べる……117

第4章 数字力 123

【覆面算】隠れた数字を復元させる……125
【三角パズル】三角の関係を読み解く……133
【面積】図形の面積を求める……141
【4つの数で10! パズル】基本計算で10を作る……149
【計量パズル】限られた容器で工夫する……157

第5章 直感力 165

【深読みパズル】文章をよく読めば答えが見えてくる……167
【間違い絵探し】1つだけある違う絵をみつける……173
【ひらめきパズル】右脳をフル回転させてひらめこう……179
【足りない数】ない数を素早く言い当てる……185

第6章 論理力 191

【財宝のありか】数字を手がかりに探す……193
【ウソつきパズル】推理でウソを見抜く……199
【ロジックパズル】論理的思考でマスを埋める……207
【予想と順位】予想を元に本当の順位を導き出す……215

第1章
推理力

物事を推理する力、解決する力が推理力です。
この章ではあらゆるヒントを元に正解を導き出す力が
試されます。

·問題001·

·制限時間·

00分30秒

IQ

95

推理力

言語力

思考力

数字力

直感力

論理力

【マトリクスパズル】 マス目の法則を推理する
空欄に入る数字は何ですか？

5	5			7
4	1			7
4	0	3	2	8
3	0	9	9	8
3	2	2	1	1

答え

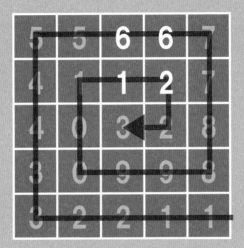

解説

1、1、2、2、3、3、4、4、5、5、6、6、7、7、8、8、9、9、0、0、1、1……という順番に数字が右回りに渦を巻くようにして並んでいます。

問題002

制限時間
00分30秒

IQ
105

【マトリクスパズル】マス目の法則を推理する
空欄に入る数字は何ですか？

8	2	1	3	7
6	4	9	2	0
1	2	5	6	9
6	4			0
8	2			7

推理力

言語力

思考力

数字力

直感力

論理力

答え

8	2	1	3	7
6	4	9	2	0
1	2	5	6	9
6	4	**9**	**2**	0
8	2	**1**	**3**	7

解説

数字が線対称に並んでいます。

問題003

制限時間
00分30秒

IQ
120

【マトリクスパズル】マス目の法則を推理する
空欄に入る数字は何ですか？

0	6	1	7	3	0
3	7	1	6	0	6
3	0			3	1
7	1			7	7
6	1	0	3	1	3
0	7	3	0	6	0

推理力

言語力

思考力

数字力

直感力

論理力

答え

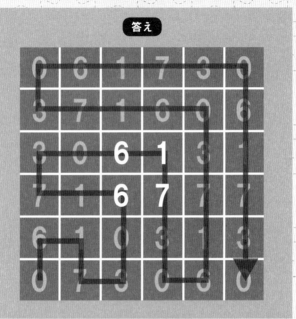

解説

0、6、1、7、3の順番に並んでいます。

問題004

制限時間 00分20秒

IQ 98

【サークルパズル】円の法則を見破る

「?」に入る数は何ですか？

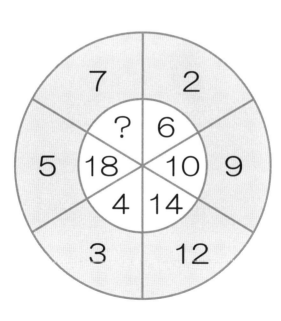

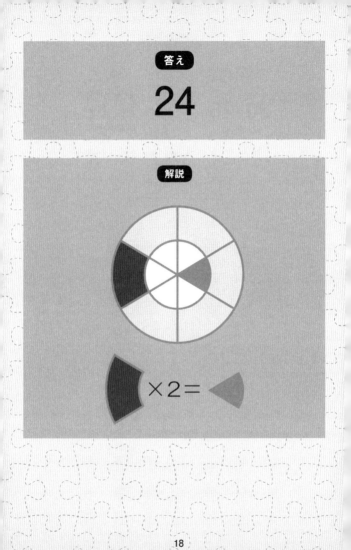

問題005

制限時間
00分40秒

IQ
105

【サークルパズル】円の法則を見破る
「?」に入る数は何ですか?

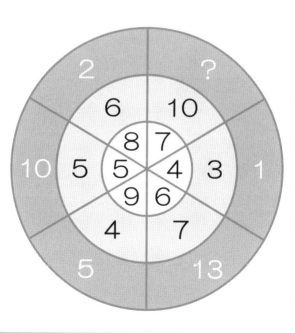

答え

17

解説

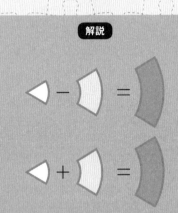

上記のことを交互に行っています。

問題006

制限時間 00分20秒

IQ 110

【サークルパズル】円の法則を見破る
「?」に入る数は何ですか？

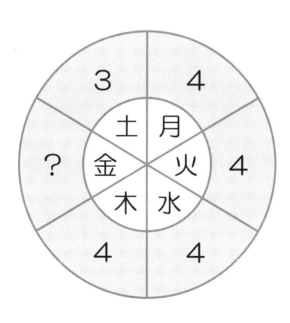

答え

8

解説

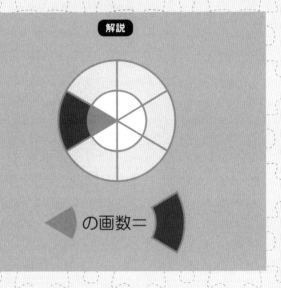

の画数＝

問題007

制限時間 02分00秒

IQ 130

【サークルパズル】円の法則を見破る
「?」に入る数は何ですか?

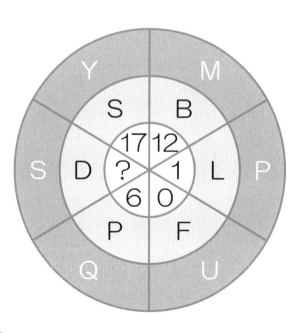

答え

4

解説

アルファベット順で、後から出てくるほうが1番外側の円、先に出てくるほうが2番目の円に書かれています。
1番外側に書かれている単語からZまでにある単語の数と、2番目の円の単語からAまでにある単語の数(例:B→A=1、M→Z=13)の差(13-1=12)が、1番内側の円に書かれています。

D→A=3／S→Z=7なので、7-3で、答えは「4」になります。

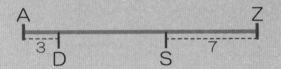

問題008

制限時間 00分20秒 **IQ** 90

【図形の法則パズル】 図形の変化を推理する

「?」に入る図形はどれですか?

推理力 / 言語力 / 思考力 / 数字力 / 直感力 / 論理力

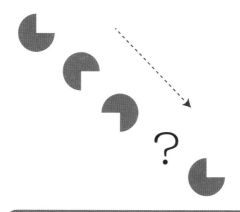

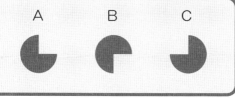

25

答え

C

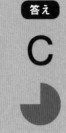

解説

図形が右回りに90度ずつ回転しています。

問題009

制限時間 00分30秒

IQ 105

推理力

【図形の法則パズル】図形の変化を推理する
「?」に入る図形はどれですか？

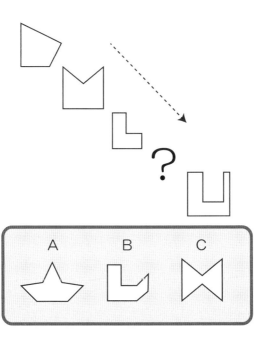

言語力 | 思考力 | 数字力 | 直感力 | 論理力

解説

角の数が1つずつ増えています。

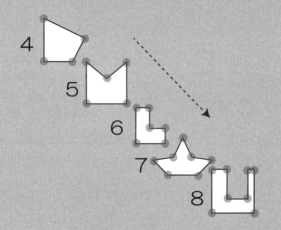

問題010

·制限時間· 00分30秒

·IQ· 110

推理力 | 言語力 | 思考力 | 数字力 | 直感力 | 論理力

【図形の法則パズル】図形の変化を推理する
「？」に入る図形はどれですか？

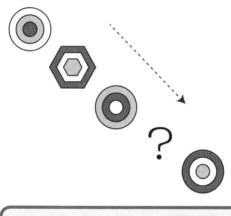

形は円と六角形を交互に、色は「濃灰→灰→白」の順を保ちながら変化していきます。

問題011

・制限時間・　01分00秒

・IQ・ 125

推理力

【図形の法則パズル】図形の変化を推理する
「?」に入る図形はどれですか?

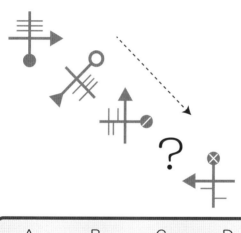

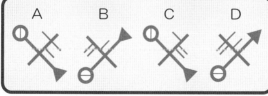

言語力　思考力　数字力　直感力　論理力

答え

解説

図形は135度ずつ右回転しています。3つの横棒は、1カ所ずつ欠けていっています。
BDは角度が異なるため、Cは欠けたはずの棒が復活しているため誤りです。
○は、▲の向かい側、右側、向かい側……と位置を変えながら、柄が変化(白抜き→線が増える→白抜き)しています。
▲は、場所を変えずに180度ずつ回転しています。

·問題012·

·制限時間·
00分**15**秒

·IQ·
85

【数と文字の法則】並んだ数字や文字から法則を見破る
「?」に入る数は何ですか?

推理力

言語力

思考力

数字力

直感力

論理力

1　7　13　?　25

答え

19

解説

6ずつ数が増えていきます。

1　7　13　19　25
+6　+6　+6　+6

問題013

制限時間
00分20秒

IQ
107

【数と文字の法則】 並んだ数字や文字から法則を見破る
「？」に入る文字は何ですか？

推理力

言語力

思考力

数字力

直感力

論理力

や　み　ふ　ね　？

答え

と

解説

や行の1番目、ま行の2番目、は行の3番目……というように、五十音図で、右下に下りてきています。

やまはなた
　みひにち
ゆむふぬつ
　めへねて
よもほのと

・問題014・

・制限時間・

00分20秒

・IQ・

115

推理力

【数と文字の法則】並んだ数字や文字から法則を見破る
「?」に入る数は何ですか？

言語力

思考力

数字力

1 4 16 ? 121

直感力

論理力

37

答え
49

解説

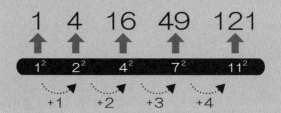

上記のように、黒い棒の部分の数字が＋1、＋2、＋3……と増えていき、さらにその数字を2乗したものの答えが数列になっています。

·問題015·

·制限時間·

00分20秒

·IQ·

117

【数と文字の法則】並んだ数字や文字から法則を見破る
「?」に入る文字は何ですか？

き

ほ　　　　　ほ

に　　　　　?

な　　　　　な

み

推理力

言語力

思考力

数字力

直感力

論理力

39

答え

ひ

解説

北、北西、西、南西、南、南東、東、北東のそれぞれの頭文字
が並んでいます。
そのため、東(ひがし)の頭文字である「ひ」が入ります。

北_{きた}

北西_{ほくせい}　　　　北東_{ほくとう}

西_{にし}　　　　　　　　東_{ひがし}

南西_{なんせい}　南_{みなみ}　南東_{なんとう}

·問題016·

·制限時間·
02分**00**秒

IQ
90

推理力

【暗号パズル】図形に変換された数字は何？

図形はそれぞれ異なる数字を表しています。
図形が表している数字は右側に書かれていたのですが、行の順番が変わってしまい、対応するものがどれだかわからなくなってしまいました。
それぞれの図形にどの数字が入っているか推理してください。

言語力

思考力

○×○・　　・555
×××╱　　・151

同じ数字が並んでいるほうが「×××」とわかるので、×は5、○は1となります。

数字力

● ★ ■ ▲ ・　　・ 3 7 7 2

★ ● ▲ ■ ・　　・ 8 2 8 2

● ▲ ● ▲ ・　　・ 3 7 3 7

■ ★ ★ ▲ ・　　・ 8 7 3 2

■ ★ ■ ★ ・　　・ 7 8 2 3

直感力

論理力

41

答え

▲	■	★	●
2	3	7	8

解説

▲が最後に並んでいる組は3つあり、右側の最後を見ると、2が3つあるので▲は2で決まりです。
図形の4行目は★が2つ並んでいます。数字が2つ並んでいるパターンを探すと、1番上の3772のみです。よって★は7だと分かります。
残りの2つも照らし合わせると決まります。

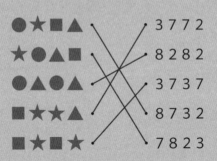

・問題017・

・制限時間・
02分00秒

・IQ・
102

推理力

言語力

思考力

数字力

直感力

論理力

【暗号パズル】図形に変換された数字は何？

図形はそれぞれ異なる数字を表しています。

図形が表している数字は右側に書かれていたのですが、行の順番が変わってしまい、対応するものがどれだかわからなくなってしまいました。

それぞれの図形にどの数字が入っているか推理してください。

● ☾ ● ♥ ・ ・ 8 3 1 8

♥ ★ ☾ ▲ ・ ・ 5 1 4 3

■ ☾ ♥ ■ ・ ・ 7 4 5 7

● ▲ ★ ● ・ ・ 8 4 8 5

■ ★ ■ ▲ ・ ・ 7 1 7 3

答え

★	▲	☾	♥	■	●
1	3	4	5	7	8

解説

▲が最後にある組が、2行目と5行目の2つあることに着目します。数字を見ると、最後の数が同じ組は5143と7173しかないので、▲は3とわかります。あとは、わかった数字を頼りに左右を見比べれば全ての数字がわかります。

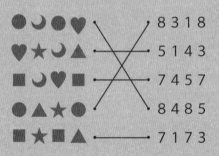

問題018

制限時間
02分00秒

IQ
107

推理力

言語力

思考力

数字力

直感力

論理力

【暗号パズル】図形に変換された数字は何？

図形はそれぞれ異なる数字を表しています。
図形が表している数字は右側に書かれていたのですが、行の順番が変わってしまい、対応するものがどれだかわからなくなってしまいました。
それぞれの図形にどの数字が入っているか推理してください。

♥★♥★	・・	0551
▲▲●●	・・	9595
▲☽▲☽	・・	2626
●▲▲■	・・	1220
♥☽♥☽	・・	9900
♥♥■■	・・	9696
■☽☽●	・・	2525
▲★▲★	・・	2211

45

答え

■	●	▲	☾	★	♥
0	1	2	5	6	9

解説

数字の2に注目すると、左2つ、または真ん中2つに並んでいるものがあります（2211・1220）。このような動きをしているのは▲だけです。ここから、2行目と4行目の図形が分かります。また、2つ図形が並んでいるもう1つの組、■☾☾●の☾が5であることもわかります。残りもわかっている数字を当てはめることで導き出すことができます。

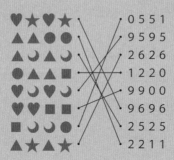

第2章 言語力

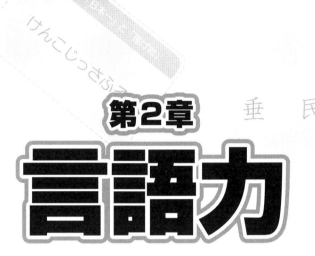

言葉に対する様々な能力を鍛えるパズルです。
文章を読む際、素早く理解できる、意味を正しく把握できる等、言語力は日常生活で欠かせない能力です。

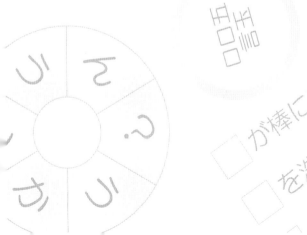

問題019

制限時間 00分15秒

IQ 90

【くるたん】くるりと読んで単語をみつける

ある文字から右回りに読むと単語ができます。
「?」を補って読んでください。

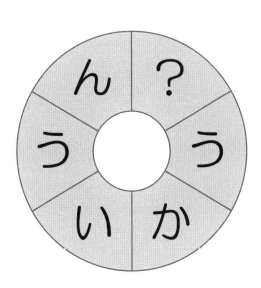

答え

運動会

	ど	
ん		う
う		か
	い	

問題020

制限時間 00分15秒　　**IQ** 105

【くるたん】くるりと読んで単語をみつける
ある文字から右回りに読むと単語ができます。
「?」を補って読んでください。

推理力 | 言語力 | 思考力 | 数字力 | 直感力 | 論理力

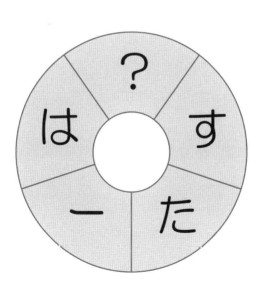

答え

ハムスター

む
は　す
ー　た

問題021

制限時間 00分15秒

IQ 112

【くるたん】 くるりと読んで単語をみつける

ある文字から右回りに読むと単語ができます。
「?」を補って読んでください。

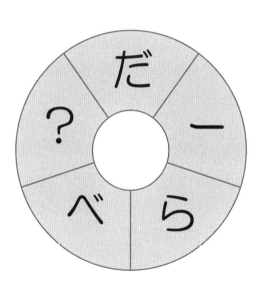

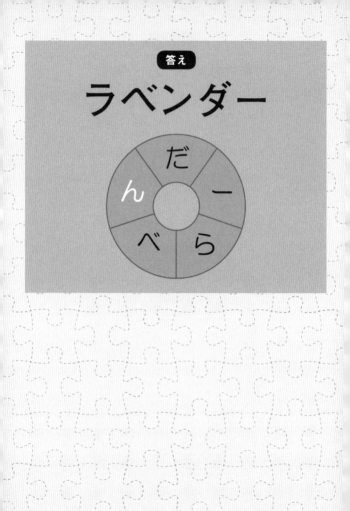

問題022

制限時間 00分15秒

IQ 115

【くるたん】くるりと読んで単語をみつける

ある文字から右回りに読むと単語ができます。
「?」を補って読んでください。

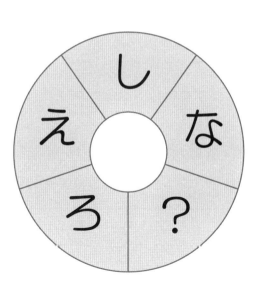

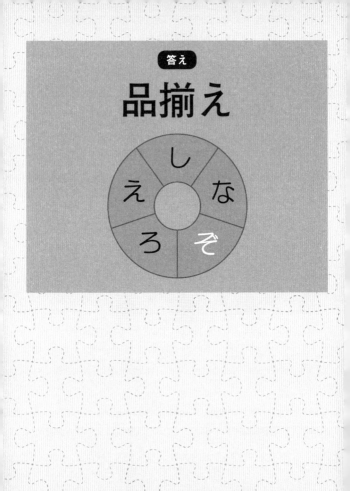

・問題023・

制限時間　　　　IQ

00分20秒　　　**95**

【漢字バラバラパズル】 組み合わせて熟語を作成

組み合わせて漢字を作り、二字熟語を完成させてください。

推理力

言語力

思考力

数字力

直感力

論理力

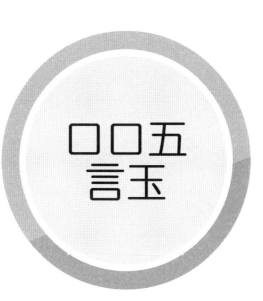

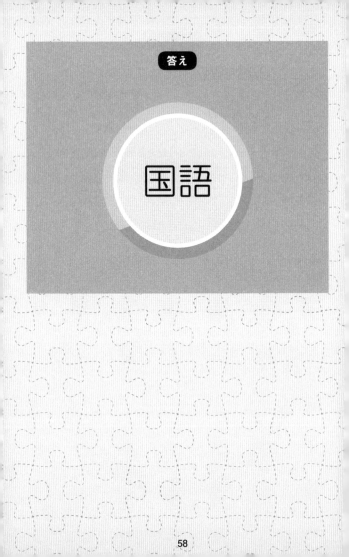

問題024

・制限時間・
00分**20**秒

・IQ・
105

推理力

言語力

思考力

数字力

直感力

論理力

【漢字バラバラパズル】組み合わせて熟語を作成

組み合わせて漢字を作り、二字熟語を完成させてください。

一 日 日
刀 土 八

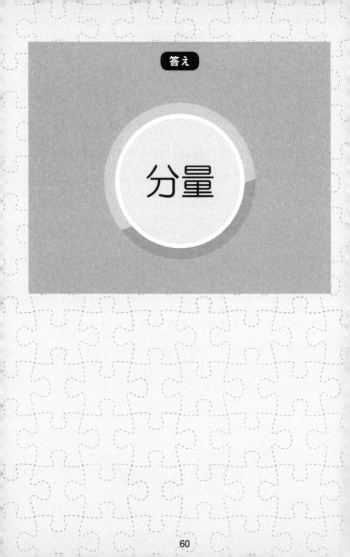

問題025

制限時間
00分20秒

IQ
107

【漢字バラバラパズル】組み合わせて熟語を作成
組み合わせて漢字を作り、二字熟語を完成させてください。

目 木 隹
ヒ イ ハ 九

推理力

言語力

思考力

数字力

直感力

論理力

答え

雑貨

問題026

制限時間

00分20秒

IQ

120

推理力

言語力

思考力

数字力

直感力

論理力

【漢字バラバラパズル】組み合わせて熟語を作成

組み合わせて漢字を作り、二字熟語を完成させてください。

月火心ノカニ

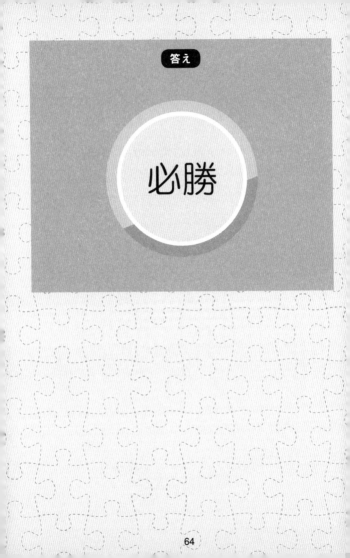

問題027

·制限時間·

00分20秒

IQ

95

推理力

言語力

【ワードミックス】複数の単語を完成させる
並べ替えて2つの単語を作ってください。

思考力

ヒント:「日本一」と「揚げ物」

数字力

けんこじっさふろ

直感力

論理力

答え

ふじさん
（富士山）

ころっけ
（コロッケ）

·問題028·

·制限時間·

00分30秒

IQ

100

推理力

言語力

思考力

数字力

直感力

論理力

【ワードミックス】複数の単語を完成させる
並べ替えて３つの単語を作ってください。

ヒント：作曲家

ゆゆょつーましん
しんぱどーしび

答え

しゅーまん
（シューマン）

しょぱん
（ショパン）

どびゅっしー
（ドビュッシー）

解説

シューマン……ロベルト・アレクサンダー・シューマン（1810年6月8日 - 1856年7月29日）。ドイツ生まれ。代表曲は「トロイメライ」「ピアノソナタ」など。

ショパン……フレデリック・フランソワ・ショパン（1810年3月1日 - 1849年10月17日）。ポーランド生まれ。代表曲は「革命のエチュード」「子犬のワルツ」など。

ドビュッシー……クロード・アシル・ドビュッシー（1862年8月22日 - 1918年3月25日）フランス生まれ。代表曲は「海」「夜想曲」など。

問題029

制限時間
00分40秒

IQ
110

【ワードミックス】複数の単語を完成させる
並べ替えて3つの単語を作ってください。

ヒント：2つ売りがあることと……

板麗枚病美二
息無辞災句看

推理力

言語力

思考力

数字力

直感力

論理力

答え

美辞麗句
二枚看板
無病息災

解説

美辞麗句（びじれいく）……美しく飾り立てられただけで意味のない言葉。

二枚看板（にまいかんばん）……代表となるものが２つあること。

無病息災（むびょうそくさい）……病気や災いがなく元気なこと。

・問題030・

・制限時間・　　　　　・IQ・

00分40秒　　　　　**120**

推理力

【ワードミックス】複数の単語を完成させる
並べ替えて３つの単語を作ってください。

言語力

ヒント：国名

せらるりかいくる
ぶらすんくえするん

思考力

数字力

直感力

論理力

答え

すりらんか（スリランカ）
るくせんぶるく（ルクセンブルク）
いすらえる（イスラエル）

·問題031·

·制限時間·
00分20秒

·IQ·
90

【同じ部首】同じ部首をつけて熟語を作る
同じ部首をつけて漢字を完成させ、二字熟語を作ってください。

垂　民

推理力

言語力

思考力

数字力

直感力

論理力

答え

睡眠

問題032

制限時間
00分20秒

IQ
100

推理力

言語力

思考力

数字力

直感力

論理力

【同じ部首】同じ部首をつけて熟語を作る

同じ部首をつけて漢字を完成させ、二字熟語を作ってください。

先　　争

答え

洗浄

・問題033・

・制限時間・ 　　　　IQ

00分20秒　　**108**

推理力 / 言語力 / 思考力 / 数字力 / 直感力 / 論理力

【同じ部首】同じ部首をつけて熟語を作る

同じ部首をつけて漢字を完成させ、二字熟語を作ってください。

召　　戊

答え

超越

・問題034・

・制限時間・
00分20秒

IQ
115

【同じ部首】同じ部首をつけて熟語を作る

同じ部首をつけて漢字を完成させ、二字熟語を作ってください。

右　早

推理力

言語力

思考力

数字力

直感力

論理力

答え

若草

問題035

制限時間 00分10秒

IQ 70

【慣用句】同じ漢字を当てはめる
□に共通する漢字を入れて、慣用句を完成させてください。

□ が棒になる

□ を洗う

□ を引っ張る

□ が出る

推理力

言語力

思考力

数字力

直感力

論理力

答え

足

解説

足が棒になる……足が疲れで強張ること。

足を洗う……悪いことを止めること。

足を引っ張る……邪魔をすること、妨げとなること。

足が出る……予算オーバーになること。

·問題036·

·制限時間·
00分10秒

IQ
90

推理力

言語力

思考力

数字力

直感力

論理力

【慣用句】同じ漢字を当てはめる
□に共通する漢字を入れて、慣用句を完成させてください。

□ をのむ

□ を殺す

□ が合う

□ がかかる

答え

息

解説

息をのむ……驚きや恐れのあまり、一瞬息を止めること。

息を殺す……呼吸を抑え、静かにしていること。

息が合う……相手とともに何かをするとき、気分やタイミングが合うこと。

息がかかる……強者の庇護下や影響下にあること。

·問題037·

·制限時間·
00分10秒

IQ
110

推理力

言語力

【慣用句】同じ漢字を当てはめる
□に共通する漢字を入れて、慣用句を完成させてください。

思考力

□が騒ぐ

□を尽くす

□に刻む

□にかかる

数字力

直感力

論理力

答え

心

解説

心が騒ぐ……不安や心配で落ち着かないこと。

心を尽くす……できる限りのことをすること。

心に刻む……しっかりと覚えておくこと。

心にかかる……気になること、または人の好意にすがること。

第3章
思考力

「思考力」とは考える力のことです。
本章では、思考力を鍛えることで、状況を正しく理解し、
突破口をみつける能力が身につく問題を揃えました。

·問題038·

·制限時間·
01分30秒

IQ
85

【配線パズル】交わらないように線でつなげる
同じマーク同士を、線が交わらないようにつなげてください。

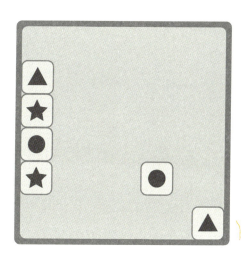

※ 外枠の太線の上を通ったり、外にはみ出たりしてはいけません。
※ マークをつなぐ線は直線である必要はありません。

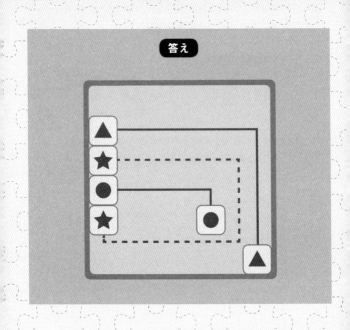

問題039

制限時間 01分30秒　**IQ** 105

【配線パズル】交わらないように線でつなげる

同じマーク同士を、線が交わらないようにつなげてください。

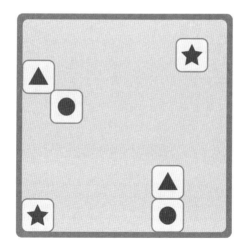

※ 外枠の太線の上を通ったり、外にはみ出たりしてはいけません。
※ マークをつなぐ線は直線である必要はありません。

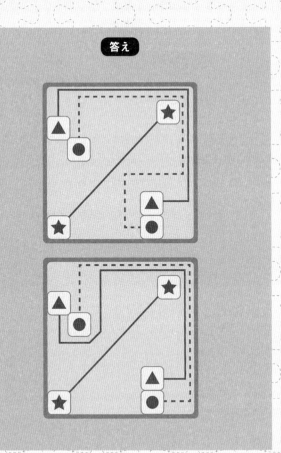

問題040

制限時間 02分00秒　　**IQ** 115

【配線パズル】交わらないように線でつなげる

同じマーク同士を、線が交わらないようにつなげてください。

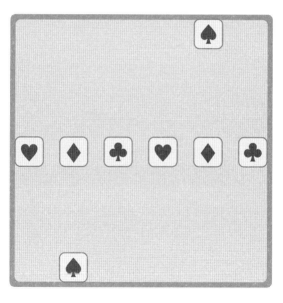

※ 外枠の太線の上を通ったり、外にはみ出たりしてはいけません。
※ マークをつなぐ線は直線である必要はありません。

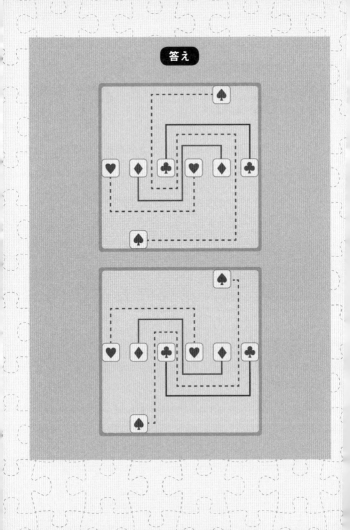

問題041

制限時間 02分00秒

IQ 120

【配線パズル】交わらないように線でつなげる

同じマーク同士を、線が交わらないようにつなげてください。

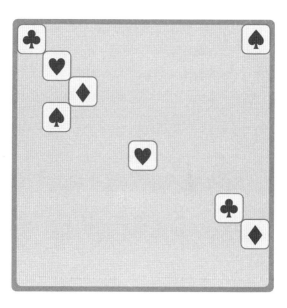

※ 外枠の太線の上を通ったり、外にはみ出たりしてはいけません。
※ マークをつなぐ線は直線である必要はありません。

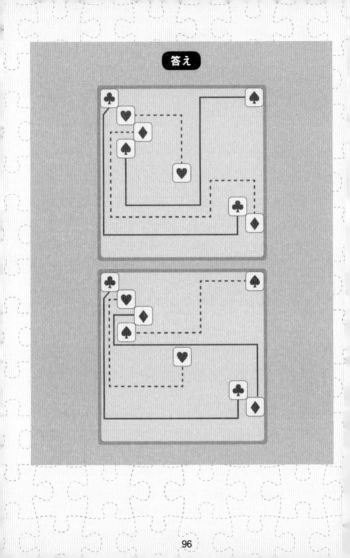

問題042

制限時間 01分00秒

IQ 95

【砂時計パズル】2つの砂時計で時間を計る

7分と5分の砂時計があります。事前準備はない状態で9分を計ってください。

5分

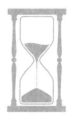

7分

※ 最少の手順になるようにします。

答え

経過時間 \ 砂時計	5分	7分
0分	スタート	スタート
5分	ひっくり返す (残り時間:0分→5分)	
7分	ひっくり返す (残り時間:3分→2分)	終了
9分	終了	

問題043

制限時間
01分00秒

IQ
102

【砂時計パズル】2つの砂時計で時間を計る

4分と9分の砂時計があります。事前準備はない状態で19分を計ってください。

4分

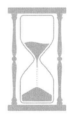
9分

※ 最少の手順になるようにします。

答え

経過時間＼砂時計	4分	9分
0分		スタート
9分	スタート	ひっくり返す (残り時間：0分→9分)
13分	ひっくり返す (残り時間：0分→4分)	
17分	ひっくり返す (残り時間：0分→4分)	
18分	ひっくり返す (残り時間：3分→1分)	終了
19分	終了	

問題044

制限時間
02分00秒

IQ
125

【砂時計パズル】2つの砂時計で時間を計る

7分と11分の砂時計があります。事前準備はない状態で27分を計ってください。

7分

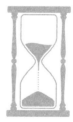
11分

※ 最少の手順になるようにします。

答え

経過時間 \ 砂時計	7分	11分
0分	スタート	スタート
7分	ひっくり返す (残り時間：0分→7分)	
11分	ひっくり返す (残り時間：3分→4分)	ひっくり返す (残り時間：0分→11分)
15分	ひっくり返す (残り時間：0分→7分)	ひっくり返す (残り時間：7分→4分)
19分	ひっくり返す (残り時間：3分→4分)	ひっくり返す (残り時間：0分→11分)
23分	終了	ひっくり返す (残り時間：7分→4分)
27分		終了

· 問題045 ·

· 制限時間 ·
00分10秒

· IQ ·
85

【日本地図パズル】形から場所を探る
このシルエットは日本のどこですか？

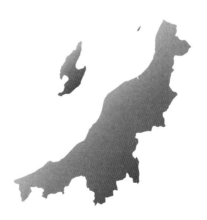

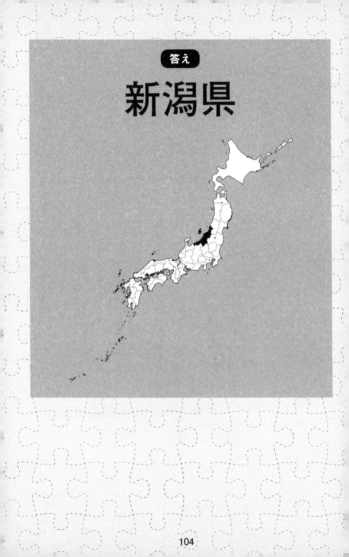

問題046

制限時間 **00分15秒**

IQ **105**

【日本地図パズル】形から場所を探る

このシルエットは日本のどこですか?

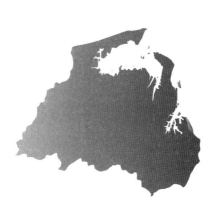

答え

愛知県

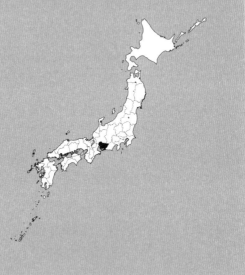

解説

180度回転しています。

問題047

制限時間 00分20秒　　**IQ** 115

【日本地図パズル】形から場所を探る
このシルエットは日本のどこですか？

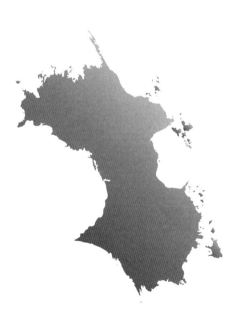

推理力 | 言語力 | 思考力 | 数字力 | 直感力 | 論理力

答え

四国

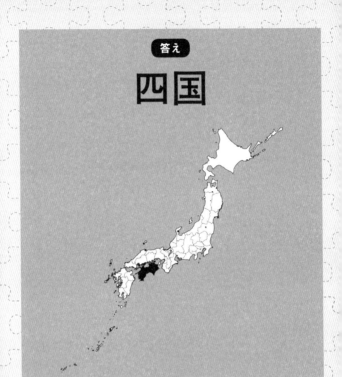

解説

時計回りに90度回転しています。

問題048

制限時間 00分30秒　　**IQ** 95

【展開図パズル】頭の中で組み立てる

組み立てると立方体になるのは、A～Cのどれですか？

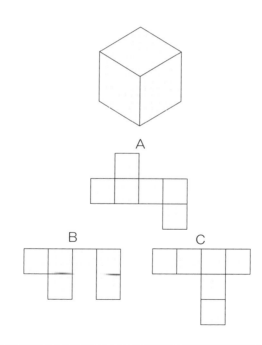

答え

A

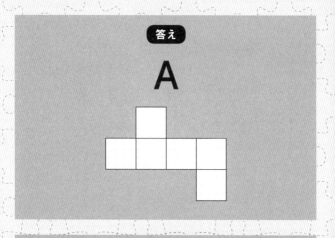

解説

BとCは、■の部分が重なってしまい、立方体になりません。

問題049

制限時間 00分30秒

IQ 105

【展開図パズル】頭の中で組み立てる

組み立てると立方体になるのは、A～Cのどれですか？

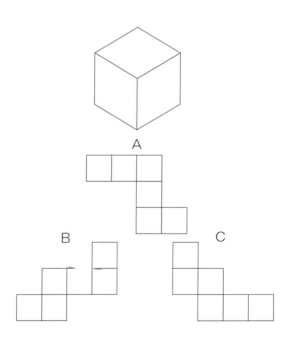

答え

B

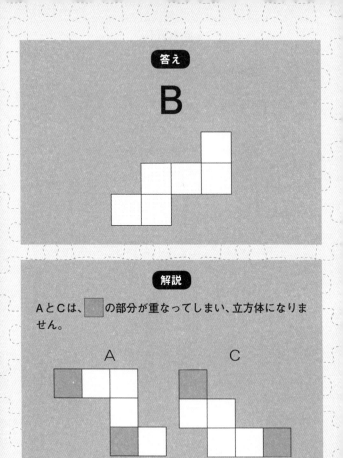

解説

AとCは、□の部分が重なってしまい、立方体になりません。

問題050

制限時間 00分30秒　　**IQ** 112

【展開図パズル】頭の中で組み立てる

組み立てると下のような立方体になるのは、A～Cのどれですか？

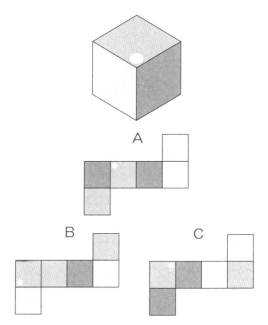

答え

A

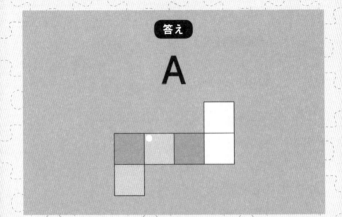

解説

BとCは、以下のようになってしまいます。

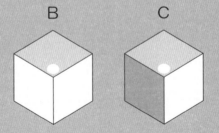

問題051

制限時間 00分30秒　**IQ** 127

【展開図パズル】頭の中で組み立てる

下のような展開図を立方体にすると、A～Cのどれになりますか？

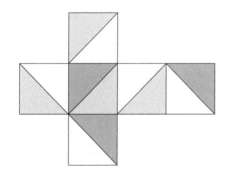

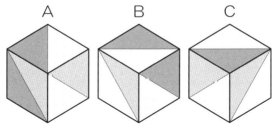

C

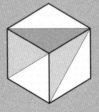

AとBは、点線の部分が下記のように修正されれば正しくなります。

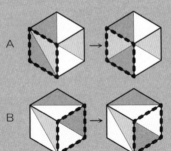

問題052

制限時間 03分00秒

IQ 90

【天秤パズル】重い順に並べる

天秤が下のような状態にある時、記号を重い順に並べてください。

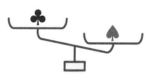

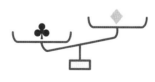

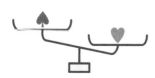

答え

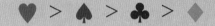

解説

♣に着目して1つ目と2つ目の天秤を比べると、♠ > ♣ > ♦ということがわかります。
また、♠に注目して1つ目と3つ目の天秤を比べると、♥ > ♠ > ♣ということがわかります。
よって、重いほうから ♥ ♠ ♣ ♦ となります。

問題053

・制限時間・　　　・IQ・

03分00秒　　　107

【天秤パズル】重い順に並べる

天秤が下のような状態にある時、記号を重い順に並べてください。

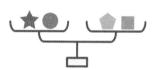

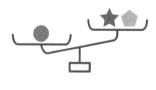

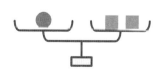

答え

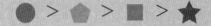

解説

2つ目と3つ目の天秤から、1番重いのは●です。このことから、1つ目の天秤で、●と同じほうに乗っている★は1番軽いことがわかります。
あとは⬟と■ですが、3つ目の天秤を1つ目の天秤に代入すると、このようになります。

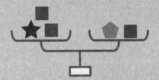

左右の■を1つずつ取ると、⬟と★■が釣り合っているので、⬟＞■となります。
よって、重いほうから ● ⬟ ■ ★ となります。

問題054

制限時間
03分00秒

IQ
115

【天秤パズル】重い順に並べる

天秤が下のような状態にある時、記号を重い順に並べてください。

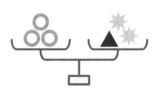

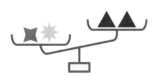

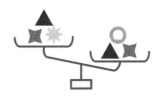

答え

■ > ▲ > ○ > ✦

解説

3つ目の天秤は ✦ と ○ 以外は同じ記号なので、✦ より○のほうが重いことがわかります。

1つ目の天秤にそれを当てはめると、▲より○が重ければ天秤は左に傾くはずですが、実際には釣り合いがとれているので、▲は○より重いことがわかります。

ここまでで、▲>○>✦です。

2つ目の天秤から、▲より■が重いことがわかります。
(■を、▲に代えようとしてみると、天秤が逆に傾くことになってしまいます。)

よって、重いほうから ■ ▲ ○ ✦ となります。

第4章
数字力

私たちは、ただ計算する以外にも、日常の様々な場面で「数」の感覚を利用しています。

この章ではこのような日常生活で欠かせない「数」に関する感覚を養う問題を出題します。

·問題055·

·制限時間·

02分00秒

·IQ·

95

【覆面算】隠れた数字を復元させる
A～Eに入る数字は何ですか？

推理力

言語力

思考力

数字力

直感力

論理力

$$
\begin{array}{r}
A\,B\,3 \\
+\quad\ 7\,C \\
\hline
D\,E\,D\,5
\end{array}
$$

※ 同じアルファベットには同じ数字が入ります。
※ A～Eには異なる数字が入ります。
※ すでに表示されている数は入りません。

答え

A：9、B：4、C：2、D：1、E：0

解説

```
    A B 3          9 4 3
  +   7 C    ➡  +   7 2
  ─────────      ─────────
  D E D 5        1 0 1 5
```

3ケタ＋2ケタの足し算で繰り上がっているので、D＝1に決まります。同時にA＝9、E＝0とわかります。あとは、3＋C＝5となっていることからC＝2、B＋7＝1からB＝4がわかります。

問題056

制限時間
05分**00**秒

IQ
107

推理力

言語力

思考力

数字力

直感力

論理力

【覆面算】隠れた数字を復元させる

A〜Eに入る数字は何ですか？

$$
\begin{array}{r}
A\,B\,C \\
\times\quad D\,C \\
\hline
D\,E\,B\,C \\
E\,8\,7\,C \\
\hline
B\,E\,8\,7\,C \\
\end{array}
$$

※ 同じアルファベットには同じ数字が入ります。
※ A〜Eには異なる数字が入ります。
※ すでに表示されている数は入りません。

127

答え

A：6、B：2、C：5、D：3、E：1

解説

$$
\begin{array}{r}
A\,B\,C \\
\times\quad D\,C \\
\hline
D\,E\,B\,C \\
E\,8\,7\,C \\
\hline
B\,E\,8\,7\,C
\end{array}
\quad\Rightarrow\quad
\begin{array}{r}
6\,2\,5 \\
\times\quad 3\,5 \\
\hline
3\,1\,2\,5 \\
1\,8\,7\,5 \\
\hline
2\,1\,8\,7\,5
\end{array}
$$

1の位を見ると、C×C＝？Cなので、Cは5か6か1です。しかし、1の場合はABC×1＝ABCとならなければならないので、1は入りません。また、D×C＝？Cとなっていることから、C＝5と決まります。

B＋C＝7からBは2、E＋7＝8からEは1と解き進めることができます。

わかっている数を代入すると、3ケタの計算では繰り上がりがないこと、5ケタの計算では繰り上がることが確定しているので、D＋8＝11（E＝1より）で、D＝3もわかります。

問題057

制限時間
05分00秒

IQ
117

【覆面算】隠れた数字を復元させる
A～Gに入る数字は何ですか？

```
           F F E
      ┌─────────
E B  │ A B C D E
       A 4 D
     ──────────
       A B D
       A 4 D
     ──────────
         A G E
         D 8 E
       ──────────
           D G
```

※ 同じアルファベットには同じ数字が入ります。
※ A～Gには異なる数字が入ります。
※ すでに表示されている数は入りません。

答え

A：3、B：7、C：9、D：2、E：5、F：6、G：0

解説

```
        F F E                          6 6 5
  E B ⟌ A B C D E          5 7 ⟌ 3 7 9 2 5
        A 4 D   ※2                  3 4 2
        ────────      ➡      ────────
        A B D                        3 7 2
        A 4 D                        3 4 2
        ────────                  ────────
          A G E  ※1                    3 0 5
          D 8 E                        2 8 5
        ────────                  ────────
            D G                          2 0
```

※1に注目します。G＝0が最初にわかり、Gに0を入れるとD＝2、次にA＝3が決まります。

次に※2を見ると、EB×F＝342から、B×F＝？2です。1の位が2になる組み合わせは、8×9、6×7、4×8、2×6、3×4の5通りですが、2、3、8はすでに確定しているので6×7とわかります。これをEB×F＝342にあてはめると、E＝5、B＝7、F＝6が確定します。

残りのCも判明している数を代入すれば求めることができます。

問題058

制限時間
10分00秒

IQ
127

【覆面算】隠れた数字を復元させる

A～Gに入る数字は何ですか？

$$
\begin{array}{r}
A\,B\,C\,A\,D \\
-\quad 1\,E\,F\,B\,C \\
\hline
G\,E\,F\,A\,A
\end{array}
$$

$$
\begin{array}{r}
G\,E\,F\,A\,A \\
+\quad D\,E\,G\,D\,E \\
\hline
F\,B\,E\,0\,0
\end{array}
$$

※ 同じアルファベットには同じ数字が入ります。
※ A～Gには異なる数字が入ります。
※ すでに表示されている数は入りません。

推理力

言語力

思考力

数字力

直感力

論理力

答え

A：6、B：9、C：7、D：3、E：4、F：8、G：5

解説

```
     ※2   ※1
    A B C A D          6 9 7 6 3
  − 1 E F B C        − 1 4 8 9 7
  ─────────    ➡    ─────────
    G E F A A          5 4 8 6 6
  + D E G D E        + 3 4 5 3 4
  ─────────          ─────────
    F B E 0 0          8 9 4 0 0
          ※3
```

※1を見ると、A−B＝Aから、Bが9とわかります。9以外だと、どこに繰り下がりがあったとしてもA−B＝Aは成り立ちません。

次に、※2より、B−E＝Eは、Bが9とわかっているので9−E＝Eとなります。9は奇数なので、E＋E＝9に当てはまるEはありません。つまり、繰り下がりが起きていることがわかります。（C＜F）それを考慮してE＝4が入ります。

E＝4から、※3より、1番下の0の並びを考えて、A＝6、D＝3がわかります。あとは数を当てはめていけば求めることができます。

問題059

制限時間 00分30秒
IQ 90

【三角パズル】三角の関係を読み解く
「?」に入る数は何ですか？

推理力 | 言語力 | 思考力 | 数字力 | 直感力 | 論理力

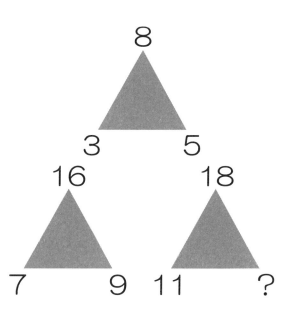

答え

7

解説

底辺の2つの数の合計が頂点の数になっています。

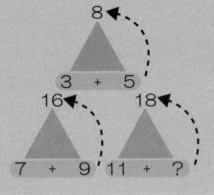

問題060

制限時間 00分30秒　　**IQ** 105

【三角パズル】三角の関係を読み解く
「?」に入る数は何ですか?

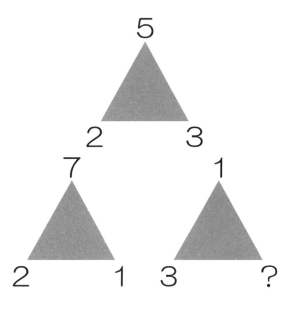

答え

6

解説

全てのサンカクの数の合計が10になっています。

$$5+2+3=10$$

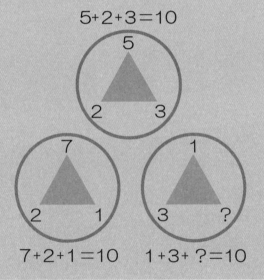

$7+2+1=10$　　$1+3+?=10$

問題061

制限時間
01分00秒

IQ
122

【三角パズル】三角の関係を読み解く
「?」に入る数は何ですか?

推理力 | 言語力 | 思考力 | **数字力** | 直感力 | 論理力

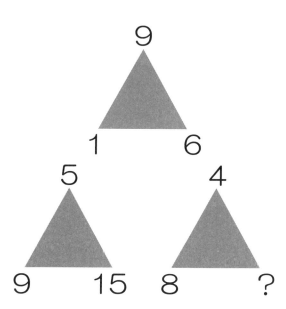

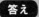

解説

左2つの三角形の頂点の差が右の三角形の頂点になっています。同様に底辺も計算できます。

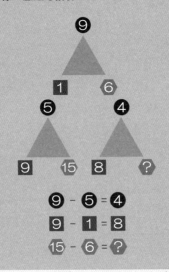

問題062

制限時間
01分00秒

IQ
127

【三角パズル】三角の関係を読み解く

「?」に入る数は何ですか?

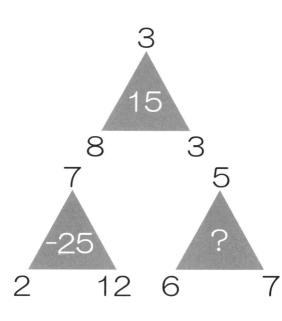

答え

17

解説

A

D

B C

$B \times C - A^2 = D$ になっています。

問題063

制限時間 00分30秒 **IQ** 90

【面積】図形の面積を求める

上下の辺の各中点と頂点を下図のように結びました。灰色の部分の面積は何cm²ですか？

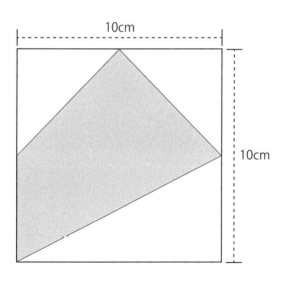

答え

50c㎡

解説

以下のように補助線を引くと、それぞれ長方形の半分の大きさの三角形を作ることができます。
よって、10×10÷2＝50c㎡となります。

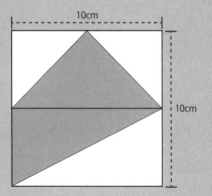

問題064

- 制限時間 - 00分30秒
- IQ 105

【面積】図形の面積を求める

正三角形の２辺の中点をつないで作った灰色の三角形の面積が50㎠のとき、大きな三角形の面積は何㎠ですか。

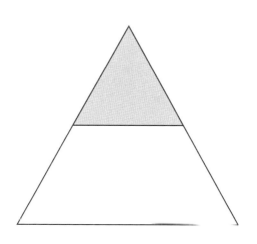

答え

200cm²

解説

以下のように補助線を引くと、同じ三角形が4つになることがわかります。
50×4＝200で、200cm²です。

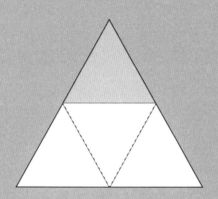

問題065

制限時間 01分00秒 IQ 115

【面積】図形の面積を求める

下の正六角形の面積は90㎠です。頂点をつないでできた灰色の三角形の面積は何㎠ですか。

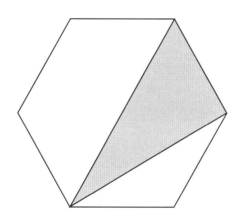

答え

30c㎡

解説

以下のように補助線を引くと答えが見えてきます。

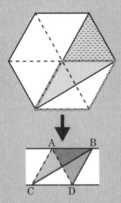

平行な線上で頂点を移動させる時(三角形の底辺と高さが等しい時)三角形ACBとADBは面積が等しくなります。よって、6分の1の三角形2つ分となり、90÷6×2＝30c㎡となります。

問題066

制限時間
01分30秒

IQ
125

【面積】図形の面積を求める

灰色の四角形の面積は何cm²ですか？

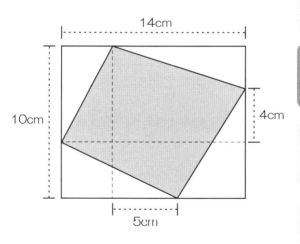

答え

80cm²

解説

以下のように補助線を引くと答えが見えてきます。

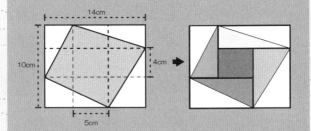

右の図のように5つの領域に分けて考えます。
4つの三角形はそれぞれの領域の長方形を半分にした形になっています。
中央の長方形の面積は、4×5＝20cm²です。
よって、
(10×14－20)÷2＝60cm²が三角形4つの面積の合計ですので、60＋20＝80cm²が答えです。

問題067

·制限時間·	IQ
00分40秒	*90*

【4つの数で10！パズル】基本計算で10を作る

下記の4つの数で10を作ってください。

推理力

言語力

思考力

数字力

直感力

論理力

2 3 7 8

※ 使っていい記号は()、＋、－、×、÷のみです。
※ 数の順番を変えることはできますが、2つの数をつなげて
2ケタにすることはできません。

【解答例】

7＋8－2－3

(7＋8)×2÷3

7－(2＋3－8)

(2÷3)×(7＋8)

·問題068·

·制限時間·

00分**40**秒

IQ

105

推理力

言語力

思考力

数字力

直感力

論理力

【4つの数で10！パズル】基本計算で10を作る

下記の4つの数で10を作ってください。

3 4 4 9

※ 使っていい記号は()、＋、－、×、÷のみです。
※ 数の順番を変えることはできますが、2つの数をつなげて
2ケタにすることはできません。

答え

【解答例】

$4 \times 4 + 3 - 9$

$4 \times 4 - (9 - 3)$

·問題069·

·制限時間·

00分40秒

·IQ·

112

【4つの数で10！パズル】基本計算で10を作る

下記の4つの数で10を作ってください。

推理力

言語力

思考力

数字力

3 5 6 9

直感力

論理力

※ 使っていい記号は()、＋、－、×、÷のみです。
※ 数の順番を変えることはできますが、2つの数をつなげて
　 2ケタにすることはできません。

153

【解答例】

3×6÷9×5

(6+9)÷3+5

5×(3+9)÷6

·問題070·

·制限時間·　　　　　　·IQ·

01分00秒　　　　127

【4つの数で10！パズル】基本計算で10を作る
下記の4つの数で10を作ってください。

1 3 3 7

推理力

言語力

思考力

数字力

直感力

論理力

※　使っていい記号は()、＋、－、×、÷のみです。
※　数の順番を変えることはできますが、2つの数をつなげて
　　2ケタにすることはできません。

$(7 \div 3 + 1) \times 3$

問題071

制限時間 01分00秒

IQ 80

【計量パズル】限られた容器で工夫する

ツボにたっぷりの水が入っています。

ここから3リットルを取り出したいのですが、あいにく5リットルと2リットルの容器しかありません。
この2つの容器とツボだけを使って5リットルの容器に3リットルを入れてください。

※ 移し替える回数は最短になるようにします。
※ すべての容器は1回以上使用します。
※ 容器とツボ以外に水を出してはいけません。

答え

※容器の上の数字は中身の量の変化を表しています。

①ツボから5L容器に水を移し、満タンにします。

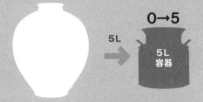

②5L容器から、2L容器が満タンになるまで水を移します。

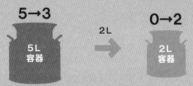

③すると、5L容器には3Lが残ります。

・問題072・

・制限時間・
01分00秒

IQ
105

【計量パズル】限られた容器で工夫する

ツボにたっぷりの水が入っています。

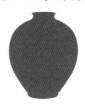

ここから5リットルを取り出したいのですが、あいにく15リットルと8リットルと6リットルの容器しかありません。この3つの容器とツボだけを使って6リットルの容器に5リットルを入れてください。

※ 移し替える回数は最短になるようにします。
※ すべての容器は1回以上使用します。
※ 容器とツボ以外に水を出してはいけません。

答え

※容器の上の数字は中身の量の変化を表しています。

【解答例】

①ツボから8L容器に水を移し、満タンにします。

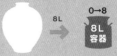

②ツボから6L容器に水を移し、満タンにします。

③8L容器の水をすべて15L容器に移します。

④6L容器の水をすべて15L容器に移します。

⑤ツボから6L容器に水を移し、満タンにします。

⑥6L容器の水を15L容器が満タンになるまで移します。

⑦6L容器に5Lの水が残ります。

160

問題073

制限時間
01分30秒

IQ
112

【計量パズル】限られた容器で工夫する

ツボにたっぷりの水が入っています。

ここから6リットルを取り出したいのですが、あいにく8リットルと5リットルの容器しかありません。
この2つの容器とツボだけを使って8リットルの容器に6リットルを入れてください。

※ 移し替える回数は最短になるようにします。
※ すべての容器は1回以上使用します。
※ 容器とツボ以外に水を出してはいけません。

答え

※容器の上の数字は中身の量の変化を表しています。

【解答例】

①ツボから8L容器に水を移し、満タンにします。

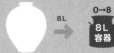

②8L容器から、5L容器が満タンになるまで水を移します。

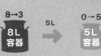

③5L容器の水をすべてツボに戻します。

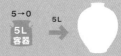

④8L容器に残っていた3Lの水を、5L容器に移します。

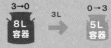

⑤ツボから8L容器に水を移し、満タンにします。

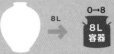

⑥8L容器の水を5L容器が満タンになるまで移します。

⑦8L容器に6Lの水が残ります。

問題074

制限時間
01分30秒

IQ
117

【計量パズル】限られた容器で工夫する

10リットルと5リットルと3リットルの容器があります。
10リットルの容器には水が満タンに入っています。
この3つの容器だけを使って5リットルの容器に4リットルを入れてください。

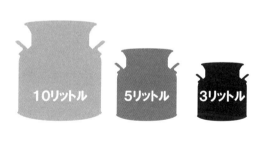

※ 移し替える回数は最短になるようにします。
※ すべての容器は1回以上使用します。
※ 容器とツボ以外に水を出してはいけません。

答え

※容器の上の数字は中身の量の変化を表しています。

【解答例】

①10L容器から、5L容器が満タンになるまで水を移します。

②5L容器から、3L容器が満タンになるまで水を移します。

③3L容器の水をすべて10L容器に移します。

④5L容器に残っていた2Lを3L容器に移します。

⑤10L容器の中の8Lから、5L容器が満タンになるまで水を移します。

⑥5L容器の水を3L容器が満タンになるまで移します。

⑦5L容器に4Lの水が残ります。

第5章
直感力

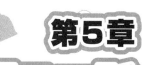

「直感力」とは、瞬間的な判断やひらめきのことです。
直感は、見たものを過去の多くの経験に照らし合わせ、
瞬時に判断することで生まれます。脳を働かせることで
過去の記憶を活かしやすくもなります。

問題075

制限時間 00分40秒

IQ 102

【深読みパズル】文章をよく読めば答えが見えてくる

私が乗った飛行機の隣の席に父親とその息子が座った。

フライト中、父親がトイレで席を離れている間にCAがやってきて、隣の子を指してこう言った。
「この子、この飛行機の機長さんの息子さんなんですよ」

先ほどまで隣にいた男性は、確実に、その子のことを息子だと言っていた。
さて、どういうことなのだろうか？

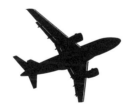

推理力 / 言語力 / 思考力 / 数字力 / 直感力 / 論理力

答え

機長は母親だった。

解説

この飛行機の機長は、隣に座った男性の妻であり、子ども
の母親だったのです。
「機長＝男性」という先入観を持ってしまいがちですが、
今の時代、女性も様々な職業についているので、特に不思
議なことではありません。

· 問題076 ·

· 制限時間 ·
00分40秒

· IQ ·
105

【深読みパズル】 文章をよく読めば答えが見えてくる

自宅で1人ティータイムを楽しもうとお湯を沸かしていたエリコさん。
『そろそろ沸騰してきたかしらね?』

――ピンポーン

『あら、配達かしら?』
あわてて火を消し、エリコさんは玄関に向かいました。

やかんの前に戻ると、やかんのお湯はなくなっていました。
一滴残らずなくなっていたのです。
なぜ?

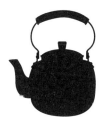

答え

お湯が冷めて水になっていた。

解説

きっと仲の良いご近所さんでも訪ねてきたのでしょう。
やかんに入っていた1杯分の紅茶程の量のお湯はお湯ではなく水になってしまったのです。

「時間がたって水になった」がこの問題の正解ですが、
・そもそも鍋で沸かしていた
・やかんに穴があいていた
など、起こりうるいろいろなケースを考えてみるのも脳トレになりますし、面白いでしょう。

問題077

制限時間 05分00秒

IQ 127

【深読みパズル】文章をよく読めば答えが見えてくる

11人の学生が体育館に集まっている。
そこに教師が赤の帽子10個、白の帽子5個を持ってきてこう言った。
「これから君たちに赤か白の帽子をかぶせるが、自分の帽子の色を見てはいけない。しゃべったり他の手段でまわりの人に何かを伝えてもいけない。
さて、自分が何色をかぶっているかわかった者は手を上げてくれ」

しばらく考えたのち、1人の学生が、
「俺、わかった」
と答えた。彼はなぜ帽子の色がわかったのでしょうか？

答え

この学生の目には9個の赤い帽子と、1個の白い帽子が見えていたのです。

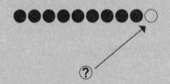

この時点では自分の帽子が何色かはわかりません。
しかし、時間がたつことで、

「赤い帽子をかぶった学生が10人いるとしたら、残りは白い帽子しか残っていない。だから、白い帽子をかぶっている学生は、周りを見ればすぐに自分が何色の帽子をかぶっているのかわかるはずだ。
それなのに、なんで白い帽子の学生は、自分の色がわかったと名乗り出ないんだ?」
↓
「それは、白い帽子の学生にも、白い帽子をかぶっている学生が見えているからではないか?」
↓
「しかし、俺から見える白い帽子は1個しかない。ということは、俺自身がその白い帽子ということか!」

上記のような流れで、自分が白だとわかったのです。

問題078

制限時間 00分10秒

IQ 85

【間違い絵探し】1つだけある違う絵をみつける
A〜Dのうち、違う絵はどれですか？

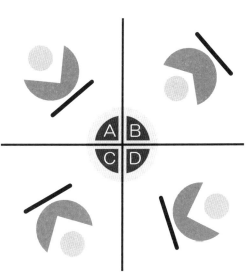

答え

B

解説

A/C/D

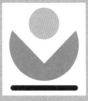

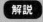の大きさが異なります。

問題079

制限時間 00分15秒

IQ 105

【間違い絵探し】1つだけある違う絵をみつける

A〜Dのうち、違う絵はどれですか？

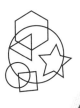

D

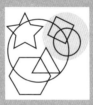

丸と四角の並びが反対になっています。

問題080

制限時間 00分20秒

IQ 120

【間違い絵探し】 1つだけある違う絵をみつける
A〜Dのうち、違う絵はどれですか？

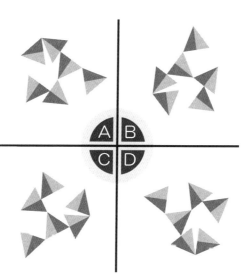

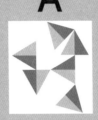

解説

B /C/D

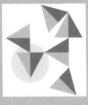

左下の三角形の模様が異なります。

問題081

制限時間
02分00秒

IQ
110

【ひらめきパズル】右脳をフル回転させてひらめこう

「これから53名で1対1で戦うトーナメントを行う。だが、無駄に時間を掛けたくはないんだ。1番少ない試合数で済ませたいんだが、優勝者が決まるまで最低何試合必要だろう」

何試合必要ですか？

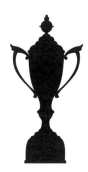

答え

52試合

解説

1試合で1人負けていく、と考えるとどうしても52人が負けるには52試合必要ということになります。

【参考】

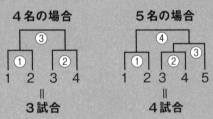

4名の場合 = 3試合

5名の場合 = 4試合

問題082

制限時間

02分00秒

IQ

115

推理力　言語力　思考力　数字力　直感力　論理力

【ひらめきパズル】右脳をフル回転させてひらめこう

□に入るアルファベットは何ですか？

$$1 = Y$$
$$2 = Y$$
$$3 = H$$
$$4 = \boxed{}$$
$$5 = Y$$
$$6 = E$$
$$7 = Y$$
$$\vdots$$

答え

L

解説

1月から順に、英語で書いたときの最後の文字が並んでいます。

1月……Januar「y」
2月……Februar「y」
3月……Marc「h」
5月……Ma「y」
6月……Jun「e」
7月……Jul「y」

4月はAprilなので、「L」となります。

·問題083·

·制限時間·

05分00秒

·IQ·

125

【ひらめきパズル】右脳をフル回転させてひらめこう

推理好きのタカシから、誕生日に欲しいものを書いたメールが送られてきました。タカシが欲しがっているものは何か、下のメール文を読んで推理してください。

件名：おまえのものを俺にくれ！

本文：
この前食べた料亭の料理は、なかなか
香りが良くてうまかった。
梅おかかのかかった豆腐も良かった。
くつろぎながらオーシャンビューなん
て贅沢だったなぁ。

推理力

言語力

思考力

数字力

直感力

論理力

答え

カメラ

解説

「おまえ＝『お』の前のもの（品）」をくれと言っているので、
おまえ→「お」の前を順に読むと、「カメラ」となります。

本文：

このまえたべたりょうていのりょうりは、

なかなか**か**おりがよくてうまかった。

うめ**め**おかかのかかったとうふもよかった。

くつろぎなが**ら**おーしゃんびゅーなんて

ぜいたくだったなぁ。

問題084

制限時間 00分10秒
IQ 75

【足りない数】ない数を素早く言い当てる
1〜10のうち、ない数はどれですか。

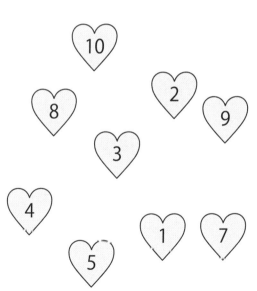

答え

♥ 6

問題085

- 制限時間 00分20秒
- IQ 95

【足りない数】 ない数を素早く言い当てる

1～20のうち、ない数はどれですか。

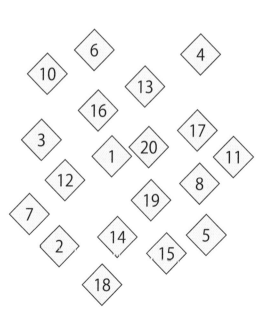

答え

9

·問題086·

·制限時間·
00分25秒

·IQ·
105

【足りない数】ない数を素早く言い当てる
1〜30のうち、ない数はどれですか。

6 29
20 8 9
21 28 5
7 16 3 23
19
14
30 15
10
4
13 12 1
25 2 27
17 11 18
24 26

推理力

言語力

思考力

数字力

直感力

論理力

答え

22

第6章

論理力

難解なことも、1つ1つ単純化して考えていくことで納得できるものに変わります。このように、物事を整理して解き明かす力が「論理力」です。

本章では論理力が試される問題を集めました。

問題087

制限時間 05分00秒

IQ 95

【財宝のありか】数字を手がかりに探す

マスに財宝が隠されています。数字はそのマスを含む上下左右斜めの9マス(4マスや6マスの場合もあります)に財宝がいくつあるかを示しています。財宝が隠されているマスはどれですか?

4	5	3	1	0
4	5	4	3	2
2	2	3	4	4
1	1	3	4	4
1	1	2	2	2

【解き方の例】

左の図の場合、左上に0があるため、左下の図の灰色の4マスには財宝がないことがわかります。すると、中央の4から、白い5マス中4マスに財宝があることがわかります。
右上の1から、点線の四角内にある財宝は1つだということがわかります。よって灰色と点線で囲まれたマス以外の3マスに財宝があることがわかります。
右下の2より、右下の4マスにはこれ以上財宝は無いので答えが決まります。

【答え】

答え

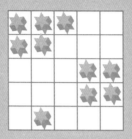

解き方のヒント

④	5	3	1	⓪
4	5	4	3	2
☆	2	3	4	☆
1	1	3	4	4
1	1	2	2	2

左上に「4」とあるので、左上の4マスには財宝があることがわかります。
また、右上の「0」から、右上の4マスには財宝はないことがわかります。

次に注目するのは☆の2か所です。
すでに財宝の有無が決まっているマスがあるので、残りのマスを埋めることができます。

·問題088·

·制限時間·

05分**00**秒

·IQ·

110

【財宝のありか】数字を手がかりに探す

マスに財宝が隠されています。数字はそのマスを含む上下左右斜めの9マス（4マスや6マスの場合もあります）に財宝がいくつあるかを示しています。財宝が隠されているマスはどれですか？

1	2	2	2	1
1	2	2	2	1
2	3	3	1	0
1	1	1	1	1
1	1	1	1	1

推理力

言語力

思考力

数字力

直感力

論理力

答え

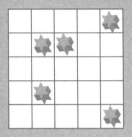

解き方のヒント

1	2	2	2	1
☆	2	2	2	1
2	③	3	1	0
1	①	1	1	1
1	1	1	1	1

まずは「0」のマスがあるので、そこから解き始めます。

次に、○の2か所を見ると、1つ下にずれると財宝の数が2つ減っているので、下図の灰色に塗った部分のうち、少なくとも2か所に財宝があることがわかります。

☆マスには「1」と書かれているので、☆マスを含む周囲6マスには財宝は1つだけです。

灰色マスの中に最低2つ財宝があるので、灰色マスのうち、一番右のマスには財宝があることがわかります。

·問題089·

·制限時間·	·IQ·
15分00秒	**127**

【財宝のありか】数字を手がかりに探す

マスに財宝が隠されています。数字はそのマスを含む上下
左右斜めの9マス（4マスや6マスの場合もあります）に
財宝がいくつあるかを示しています。財宝が隠されている
マスはどれですか？

2	3	3	3	2
4	5	4	4	3
4	4	5	5	5
3	4	4	5	4
1	2	3	4	3

推理力

言語力

思考力

数字力

直感力

論理力

答え

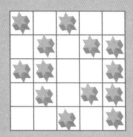

解き方のヒント

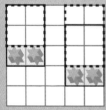

○の2マスに注目します。

財宝は、「2」を含む周辺の4マスには2個ですが、「4」を含む周辺の6マスには4個あります。「4」の方の6マスには、左上の4マスも含まれるので、この増えた2個は、下図の灰色のマスにあるとわかります。

☆の2マスについても同じように解くことができます。

「3」を含む周辺6マスには財宝は3個しか配しませんが、3の下の「5」を含む6マスには財宝は5個入らなければなりません。6マス中5マスに財宝があり、上側の4マスには3個までしか財宝はないのですから、灰色のマスに2個財宝があることになります。

問題090

制限時間 00分20秒

IQ 85

【ウソつきパズル】推理でウソを見抜く

天使は必ず本当のことを言います。
悪魔は必ずウソを言います。
彼らはYESかNOでしか答えません。例えば、「あなたは天使？」と聞くと、天使も悪魔も「YES」と答えます。

あなたは天使か悪魔かどちらかひとりに出会いました。
1つの質問で、この生物が天使なのか悪魔なのかを見抜いてください。

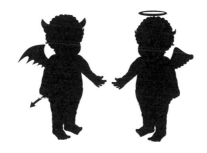

答え

例
「あなたはリンゴですか」
「あなたはYESかNOで答えることができますか」
「あなたは天使又は悪魔ですか」……など

解説

「あなたはリンゴですか」
この質問は天使にも悪魔にも当てはまらない質問です。
このような質問には、天使は「NO」、悪魔は「YES」と答えます。

「あなたはYESかNOで答えることができますか」
「あなたは天使又は悪魔ですか」
この2つの質問は天使にも悪魔にも当てはまる質問です。
つまり、「YES」と答えたほうが天使で、「NO」と答えたほうが悪魔です。

つまり、天使にも悪魔にも当てはまらない質問、あるいは天使にも悪魔にも当てはまる質問なら、どのような質問でも見抜くことができます。

問題091

制限時間 01分00秒

IQ 100

【ウソつきパズル】推理でウソを見抜く

天使は必ず本当のことを言います。
悪魔は必ずウソを言います。
人間は本当のことを言ったり、ウソを言ったりします。

ここに天使、悪魔、人間の3体がいます。
それぞれ、どれが天使、悪魔、人間なのかを推理してください。

A 「ワタシは天使ではありません」

B 「ワタシは天使です」

C 「Aは天使です」

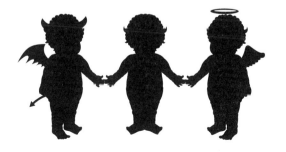

答え

A人間　B天使　C悪魔

解説

Aの発言、「ワタシは天使ではありません」から、Aは人間であるということがわかります。

もしもAが天使ならば「天使でない」という発言はウソになってしまいますし、また、Aが悪魔なら、「天使ではない」という発言は本当のことになってしまうからです。

よってAは人間以外にはありえません。

次にCを見ると、人間であるAのことを「天使である」とウソをついているので、悪魔だとわかります。

すると、残ったBは天使だとわかります。

問題092

制限時間
01分00秒

IQ
105

【ウソつきパズル】推理でウソを見抜く

ショートケーキが1ホールあります。よく見るとイチゴがすべてなくなっています。
下の4人のうちの誰か1人が食べてしまったようです。
イチゴをすべて食べてしまった犯人は誰でしょうか？
ただし、犯人のみウソをついています。

アイコ　「ミノルはイチゴが好きよね」

カリン　「アイコは犯人ではないよ」

ミノル　「この中に犯人が1人いる！」

シュン　「ボクはイチゴよりミカンが好きなんだよね」

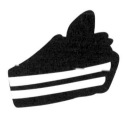

答え

シュン

解説

カリンの「アイコは犯人ではないよ」という発言に着目します。

ここで、カリンがウソをついているなら、「アイコは犯人ではない」=「アイコは犯人である」ということになり、アイコと、ウソをついているカリンの2人が犯人になってしまいます。

しかし犯人は1人です。そのため、カリンとアイコは犯人ではありません。

また、ミノルは当たり前のことを言っており、当然犯人ではありません。

よって、残ったシュンが犯人になります。

・問題093・

・制限時間・
02分30秒

・IQ・
130

【ウソつきパズル】推理でウソを見抜く

下の6人のうち2人が教室にあった花瓶を割ってしまいました。
花瓶を割った犯人は全面的にウソをついています。
それ以外の4人のうち2人はウソも本当も使い分けて適当なことを言うお調子者で、残りの2人は全て本当のことを言っています。
花瓶を割ってしまった犯人は誰と誰ですか?

サナエ 「私かマサトのどちらかが犯人ということね」

カズキ 「ボクは犯人だ。だから知っている!
　　　　ショウは犯人じゃないんだ」

マナ 「カズキは犯人だわ」

ユイ 「犯人は男女1人ずつよ!」

ショウ 「ユイは犯人じゃない」

マサト 「ボクが犯人だとしたらユイも犯人ということになってしまうよ」

答え

マサトとマナ

解説

カズキの「ボクは犯人〜」という発言に着目します。
犯人ならウソをつくので「ボクは犯人」と自白したりしません。
また、犯人ではないのに「犯人」と言うとウソをついていることになります。犯人ではないのにウソがつけるのはお調子者だけです。よって、カズキはお調子者です。

次に、「マサトは犯人ではない」と仮定します。
ここで、サナエの「私かマサトのどちらかが犯人〜」という発言に着目し、仮定に従うとサナエが犯人になります。するとカズキと同じ矛盾が起こるため、サナエもお調子者となります。
お調子者が2人決まったので、犯人は残りのショウ、ユイ、マナのうちの、ウソをついている2人となります。
まず、お調子者のカズキを「犯人」と言うマナは犯人確定です。
次に、ショウを犯人と仮定すると、ショウの「ユイは犯人じゃない」という発言はウソということになり、ユイも犯人になります。これでは犯人が3人になってしまうため成り立ちません。
また、ユイを犯人と仮定しても、ショウの発言がウソになってしまうため、これも成り立ちません。
よって、「マサトは犯人ではない」という仮定が間違っていたことになります。

マサトが犯人と確定したので、マサトの発言はウソとなり、ユイは犯人ではないということになります。また、正しいことを言っているサナエとショウも犯人ではないということになります。
よって、残ったマナがもう1人の犯人ということになります。

問題094

制限時間
01分00秒

IQ
90

【ロジックパズル】論理的思考でマスを埋める

タテ、ヨコのライン上に同じマークはありません。マークは3種類です。
残りのマスを埋めてください。

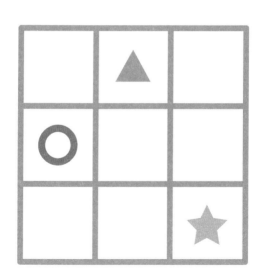

答え

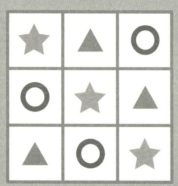

解説

①左上のマスは、右に▲、下に〇があるので、★以外入りません。

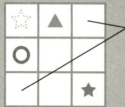

②左上のマスが埋まると、この2つのマスもすぐ埋められます。

問題095

制限時間 03分00秒　　**IQ** 102

【ロジックパズル】論理的思考でマスを埋める

タテ、ヨコのライン上に同じマークはありません。マークは4種類です。
残りのマスを埋めてください。

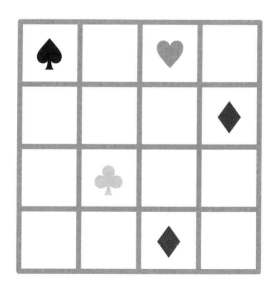

答え

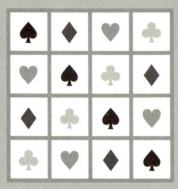

解説

①○で囲ったクローバーとダイヤの位置から、最上段の2つのマスが埋まります。

②他の♦の位置関係から左の1列で♦が入る場所はここに決まります。

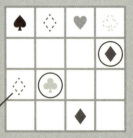

③ここまで埋まれば、右から2列目の♣と♠の位置が決まります。あとは埋まっている部分をヒントに当てはめていけば答えが出ます。

問題096

- 制限時間 - 04分00秒

IQ 107

【ロジックパズル】論理的思考でマスを埋める

マスには1～9までの数が1つずつ入っています。●には、2つのマスの数の合計が入っています。
マスを埋めてください。

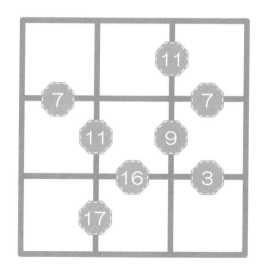

答え

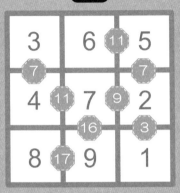

解説

①17を挟むマスは、8と9が、16を挟むマスは7と9が入ります。

②これらに矛盾しないようにマスを埋めるには、ここには9を入れます。
あとは計算して残りのマスを埋めていくだけです。

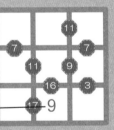

問題097

制限時間 07分00秒

IQ 117

【ロジックパズル】論理的思考でマスを埋める

マスには1～16までの数が1つずつ入っています。●には、2つのマスの数の合計が入っています。
マスを埋めてください。

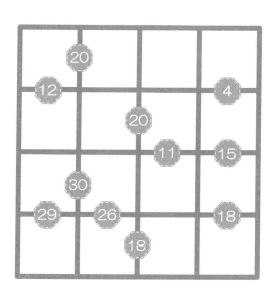

答え

7	⑳	13		4		1
⑫						④
5		11	⑳	9		3
				⑪		⑮
14	㉚	16		2		12
㉙		㉖				⑱
15		10	⑱	8		6

解説

㉚ を挟むマスには 14・16、④ を挟むマスには 1・3 が入ります。
☆を1と仮定すると、その下のマスは 14 になりますが、14 は使用済のため使えません。よって☆は3になり、縦一列が埋まります。
○を 14 とすると、その下のマスを 12 にする必要がありますが、12 は使用済です。ここから○は 16 に決まり、その周辺も埋まります。

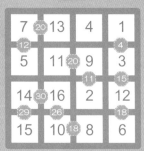

使っていない数字を書き出します。
「2、4、5、7、9、11、13」
⑫ に当てはまるのは、5と7のみです。その近くに ⑳ があるので、上が7でその右に 13 がくることがわかります。(5と合わせて 20 になる 15 は使用済) もう1つの ⑳ は、9と 11 です。右を 11 とするとその下の数字が 0 になり成り立たないので、左から 11、9、また、9の下は2です。残る4が孤立しているマスに入ります。

	⑳			1
⑫				④
		⑳		3
			⑪	⑮
14	㉚	16		12
㉙		㉖		⑱
15		10	⑱ 8	6

·問題098·

·制限時間·	IQ
02分00秒	90

【予想と順位】予想を元に本当の順位を導き出す

リョウタ、シュン、マサヤの3人は、パン食い競争の順位を下記のように予想しました。

	1位	2位	3位
リョウタ	マサヤ	リョウタ	シュン
シュン	シュン	マサヤ	リョウタ
マサヤ	リョウタ	マサヤ	シュン

リョウタ 「マサヤの順位当てたやつ誰もいないな」

マサヤ 「リョウタは全外しとはすごいな」

シュン 「あ、俺も全部外れたのか」

3人の実際の順位を当ててください。

推理力　言語力　思考力　数字力　直感力　**論理力**

答え

1位リョウタ　2位シュン　3位マサヤ

解説

リョウタのセリフから、マサヤの順位は3位とわかります。

マサヤはリョウタが全外しと言っているので、2位はリョウタではなくシュンとわかります。

よって、1位リョウタ、2位シュン、3位マサヤとなります。

問題099

制限時間
05分00秒

IQ
105

推理力

言語力

思考力

数字力

直感力

論理力

【予想と順位】 予想を元に本当の順位を導き出す

ミナ、サクラ、レイコの3人は、漢字テストの順位を下のように予想しました。

	1位	2位	3位
ミナ	サクラ	ミナ	レイコ
サクラ	レイコ	ミナ	サクラ
レイコ	ミナ	レイコ	サクラ

ミナ　　「全部外れた人はいないわね」

サクラ　「1つだけ当てた人はいるわね」

レイコ　「全部当てた人が1人いるわね」

3人の実際の順位を当ててください。

217

答え

1位レイコ　2位ミナ　3位サクラ

解説

全部当てた人が1人、それ以外の2人は全部外れてはいないので、1つずつ当たっていることになります。
（2つ当たると3つ目も当たるので、全部当たりでないなら1つ当たるしかありません。）
この条件に当てはまるものを探します。

ミナが全部当たっていると仮定すると、レイコはすべて外れていることになり条件に当てはまりません。
レイコが全部当たっていると仮定すると、ミナはすべて外れていることになり条件に当てはまりません。
サクラが全部当たっているとすると、ミナは2位、レイコは3位を当てていることになり、条件に当てはまります。
よって、1位レイコ、　2位ミナ、3位サクラです。

·問題100·

·制限時間·

05分00秒

·IQ·

120

推理力

言語力

思考力

数字力

直感力

論理力

【予想と順位】 予想を元に本当の順位を導き出す

ハルカ、ミノル、アヤノ、レンの4人は、クラス対抗リレーの順位を下のように予想しました。

	1位	2位	3位	4位
ハルカ	B組	A組	D組	C組
ミノル	C組	B組	A組	D組
アヤノ	C組	A組	D組	B組
レン	A組	C組	B組	D組

ハルカ 「1つだけ当たった人が1人いるわ」

ミノル 「2つ当てた人が2人いるね」

アヤノ 「その2人は、当たった順位は2つとも違うのよね」

レン 「全部外れた人が1人いるな」

4クラスの実際の順位を当ててください。

答え

1位A組、2位C組、3位D組、4位B組

解説

ミノルの「2つ当てた人が2人いる」という発言と、アヤノの「その2人は、当たった順位は2つとも違うのよね」という発言から、正解者の2人が正解した答えの組み合わせは、下記の3通りになることが分かります。

①1・2位と3・4位
②1・3位と2・4位
③1・4位と2・3位

上記の中で、A・B・C・Dの各組で被りが出ないものを探します。例えば、ハルカの1位・2位予想が当たっていた場合、1位B組・2位A組が正解なので、同じく順位を2つ当てているもう1人の人は3位・4位でC組・D組の順位を当てなければなりません。しかし、3位・4位の予想において、ミノルはA組が、アヤノとレンはB組が入ってしまっているため、これは成り立ちません。同様に見ていくと、成り立つのは下記の4つであると分かります。

(1)アヤノ1・2位とレン3・4位
(2)レン1・2位とアヤノ3・4位
(3)ハルカ1・4位とアヤノ2・3位
(4)アヤノ1・4位とハルカ2・3位

しかし、アヤノの「その2人は当たった順位は2つとも違うのよね」という発言があるため、2・3位の順番が同じである(3)と(4)は候補から外れます。さらに、(1)が正解だとすると、レンの「全部外れた人が1人いるな」という発言を満たすことができません。

よって、実際の順位を当てたのは(2)レン1・2位とアヤノ3・4位となるため、答えは「A組、C組、D組、B組」の順となります。

知識を「脳」に蓄える
彩図社の大好評既刊本

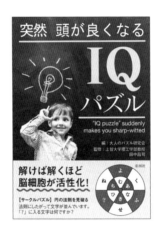

突然頭が良くなるIQパズル

大人のパズル研究会編 / 田中昌司監修

放っておいたら、私たちの脳は偏りがちです。バランスよく脳力を伸ばすためには日頃のトレーニングが必要です。本書はパズルを楽しみながら、言語力、数学力、論理力、推理力、記憶力、発想力、認識力という7つの能力を磨くことができます。「まだまだ眠ってるな、自分の才能は」と思い、引き込まれます。本書のパズルを解いて「突然頭が良くなる」という感覚をつかんでください。

ISBN978-4-8013-0274-7 C0076　B6判　定価：880円+税

知識を「脳」に蓄える
彩図社の大好評既刊本

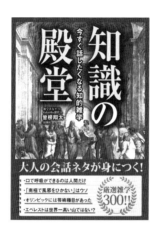

今すぐ話したくなる知的雑学
知識の殿堂

曽根　翔太著

「カーディガンは戦争から生まれた」「名前が書いてある紙なのになぜ『名刺』?」「ネコに魚を与えてはいけない⁉」「始球式で空振りをする理由」「暗いところで本を読むと目が悪くなるのは嘘?」……
身近なモノの起源や日常生活で役に立つ知識など、誰かに話したくなる知的雑学を厳選。いろいろな知識を吸収したい人、純粋に「なるほど!」と思いたい人まで、多くの人におすすめの一冊です。

ISBN978-4-8013-0333-1 C0100　　文庫判　　定価:694円+税

【パズル作成者】
北村良子（きたむら・りょうこ）
1978 年生まれ。有限会社イーソフィア代表。パズル作家として WEB 展開のイベントや、企業のキャンペーン、書籍や雑誌等に向けたパズルを作成している。著書は『論理的思考力を鍛える 33 の思考実験』『発想力を鍛える 33 の思考実験』（彩図社）、『脳力を鍛えて IQ アップ！ 知能開発ドリル 3・4・5 歳』（メイツ出版）、『大人のナゾトレ』（宝島社）、『論理的な人の 27 の思考回路』（フォレスト出版）他。運営サイトは IQ 脳 .net(http://iqno.net/)、老年若脳（http://magald.com/）等。

【監修者】
田中昌司（たなか・しょうじ）
1957 年生まれ。上智大学理工学部情報理工学科教授。情報学の手法を用いて、人間の知性・認知機能と脳活動の関係を研究している。1985 年工学博士（名古屋大学）、1998 年イェール大学客員研究員、2005 年コロンビア大学客員教授。所属学会は北米神経科学学会、日本神経科学学会、日本神経回路学会等多数。オープンコースウェア（公開講義）「脳は心のシミュレーター」(http://ocw.cc.sophia.ac.jp/130801octanaka/)。

頭が良くなる IQ パズル 100

2019 年 4 月 3 日第一刷

パズル作成者	北村良子（有限会社イーソフィア）
監修者	田中昌司
編者	大人のパズル研究会
発行人	山田有司
発行所	株式会社　彩図社
	〒 170-0005　東京都豊島区南大塚 3-24-4 ＭＴビル
	TEL:03-5985-8213
	FAX:03-5985-8224
印刷所	新灯印刷株式会社

URL：http://www.saiz.co.jp
　　　 https://twitter.com/saiz_sha

© 2019. Otonanopazurukenkyukai Printed in Japan　ISBN978-4-8013-0364-5 C0176
乱丁・落丁本はお取り替えいたします。（定価はカバーに表示してあります）
本書の無断複写・複製・転載・引用を堅く禁じます。
※本書は 2014 年 4 月に小社より刊行した『大人の IQ パズル 100』を改題し文庫化したものです。